UNIVERSITÉ DE MONTPELLIER

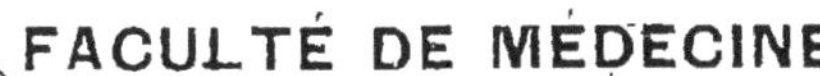

FACULTÉ DE MÉDECINE — N° 147

CONTRIBUTION A L'ÉTUDE CLINIQUE DES TUMEURS VARIQUEUSES DU LIGAMENT ROND

THÈSE

Présentée et publiquement soutenue à la Faculté de Médecine de Montpellier

Le 26 Juillet 1921

PAR

JAUPART (Edmond-André-François)

Né à Espira-de-l'Agly (Pyrénées-Orientales), le 4 octobre 1891

Pour obtenir le Grade de Docteur en Médecine

Examinateurs de la Thèse		
	FORGUE, professeur, *Président.*	
	ESTOR, professeur.	Assesseurs
	RICHE, agrégé.	
	LAPEYRE, agrégé.	

MONTPELLIER

IMPRIMERIE « L'ABEILLE » (Coopérative Ouvrière)

14, Avenue de Toulouse. — Téléphone : 8-78

1921

PERSONNEL DE LA FACULTÉ

Professeurs

Anatomie	MM. GILIS.
Histologie	VIALLETON. GRYNFELTT.
Physiologie	HEDON.
Physique médicale	IMBERT.
Chimie biologique et médicale	DERRIEN, *doyen*.
Botanique et histoire naturelle médicales	GRANEL.
Anatomie pathologique	MASSABUAU.
Microbiologie	LISBONNE.
Pathologie et thérapeutique générales	BOSC.
Pathologie interne	N...
Thérapeutique et matière médicale	VIRES.
Hygiène	BERTIN-SANS (H.)
Médecine légale et toxicologie	N...
Clinique médicale	DUCAMP. VEDEL.
Clinique chirurgicale	TEDENAT. FORGUE, *assesseur*.
Clinique obstétricale	VALLOIS.
Clinique des maladies mentales et nerveuses	MAIRET.
Clinique ophtalmologique	TRUC.
Clinique des maladies des enfants	BAUMEL.
Clinique chirurgicale infantile et orthopédie	ESTOR.
Clinique gynécologique	De ROUVILLE.
Clinique d'oto-rhino-laryngologie	MOURET.
Clinique des maladies des voies urinaires	JEANBRAU.

Honorariat

Doyens honoraires : MM. VIALLETON et MAIRET.

Professeurs honoraires : MM. E. BERTIN-SANS et RODET.

Secrétaires honoraires : MM. GOT et IZARD.

Chargés de Cours complémentaires

Clinique propédeutique de chirurgie	MM. RICHE.
Clinique propédeutique de médecine	RIMBAUD.
Clinique des maladies des vieillards	EUZIERE.
Clinique des maladies syphilitiques et cutanées	MARGAROT.
Médecine opératoire	SOUBEYRAN.
Pathologie chirurgicale	ETIENNE.
Accouchements	DELMAS (P.).
Pharmacologie	GALAVIELLE.
Matière médicale	CABANNES.
Stomatologie	WATON.

Agrégés en exercice

Médecine	MM. LEENHARDT. GAUSSEL. EUZIERE. RIMBAUD. MARGAROT.	Chirurgie Accouchements	MM. RICHE. ETIENNE. LAPEYRE. DELMAS (P.).
Anatomie	DELMAS (J.).	Histoire natur.	GALAVIELLE. CABANNES.
Chimie	MESTREZAT.	Physique	PECH.

Examinateurs de la thèse :

MM. FORGUE, prof^r^, *président*.	MM. RICHE, agrégé.
ESTOR, professeur.	LAPEYRE, agrégé.

La Faculté de Médecine de Montpellier déclare que les opinions émises dans les dissertations qui lui sont présentées doivent être considérées comme propres à leur auteur ; qu'elle n'entend leur donner ni approbation, ni improbation.

A MES GRANDS-PARENTS

A MON PÈRE ET A MA MÈRE

Je dédie ces quelques pages, en témoignage de ma profonde affection et de mon éternelle reconnaissance.

A MA FEMME

A MON FRÈRE

A MA BELLE-MÈRE

A MES PARENTS

A MES AMIS

E. JAUPART.

A MON PRÉSIDENT DE THÈSE

MONSIEUR LE PROFESSEUR FORGUE

PROFESSEUR DE CLINIQUE CHIRURGICALE

OFFICIER DE LA LÉGION D'HONNEUR

Pour le grand honneur qu'il nous a fait en acceptant la présidence de notre thèse.

A M. LE PROFESSEUR AGRÉGÉ RICHE

Il nous a inspiré le sujet de notre thèse ; qu'il reçoive notre hommage respectueux et l'expression de notre sincère reconnaissance. Nous sommes heureux de lui dire combien nous nous sentons redevable envers lui pour sa bienveillante sollicitude, pour ses bons conseils.

A MON JURY DE THÈSE

A TOUS MES MAITRES
DE LA FACULTÉ DE MONTPELLIER

E. JAUPART.

CONTRIBUTION A L'ÉTUDE CLINIQUE

DES

TUMEURS VARIQUEUSES

DU LIGAMENT ROND

CHAPITRE PREMIER

INTRODUCTION ET HISTORIQUE

Durant notre séjour dans les Hôpitaux de Paris, de Lyon et de Montpellier, notre attention ne fut jamais attirée d'une façon particulière sur la pathologie du ligament rond ; les traités classiques, même les plus récents, ne parlent qu'assez brièvement de cette question, et les malades qui se présentent dans les services de chirurgie pour ces affections ne sont pas très nombreuses.

L'observation principale, qui a fait l'objet d'une communication à la Société des sciences médicales du Languedoc, et que nous devons à l'obligeance de M. le professeur Riche, a été pour nous le point de départ d'études et de recherches fort instructives. Cette question de tumeurs variqueuses du ligament rond nous paraît intéressante et par la rareté, car nous n'avons pu en recueillir que quatre cas dans la littérature médicale, et par l'importance qu'elle a dans le diagnostic des affections du trajet inguinal.

C'est Cruveilhier qui le premier, en 1827, disséquant le corps d'une femme âgée d'environ soixante ans, trouva au-devant de chaque anneau inguinal une tumeur oblongue, noueuse, assez consistante ; il crut qu'il s'agissait de deux hernies inguinales épiploïques ; il simula l'opération de la hernie et se trouva en présence, non d'une hernie inguinale, mais de varices du ligament rond. Nous reproduisons plus loin l'observation publiée par Cruveilhier.

En 1847, Morpain signale un cas de varicocèle du ligament rond et de la grande lèvre droite ; ces dilatations variqueuses avaient persisté après l'accouchement.

Bruchi en 1911, Molco en 1912 rapportent à leur tour deux cas de tumeur variqueuse du ligament rond, simulant une hernie inguinale.

Enfin plus récemment M. le professeur Riche publie un cas intéressant de tumeur variqueuse du ligament rond simulant une hernie de l'ovaire.

Après un court chapitre, indispensable à notre avis, sur l'anatomie du ligament rond, nous exposerons les travaux se rapportant à notre sujet ; puis, tirant partie des observations que nous avons rassemblées, nous aborderons l'étude clinique et le diagnostic des tumeurs variqueuses du ligament rond, réservant ensuite quelques lignes au pronostic et au traitement de ces affections.

CHAPITRE II

ETUDE ANATOMIQUE SUCCINCTE DU LIGAMENT ROND

Les ligaments ronds prennent naissance sur la partie antérieure et latérale de l'utérus ; ils se portent ensuite obliquement en avant et en dehors vers l'orifice interne du canal inguinal, s'engagent dans ce canal, le parcourent dans toute son étendue et finalement se terminent à la base des grandes lèvres.

C'est la portion extra-abdominale du ligament rond qui nous intéresse dans ce travail.

Le ligament rond est accompagné par une artère, des veines, des lymphatiques et des nerfs.

Les veines issues du riche plexus péri-utérin cheminent les unes à la surface du ligament rond, les autres dans son épaisseur ; elles s'anastomosent fréquemment entre elles au cours de leur trajet et forment ainsi un véritable plexus. Les plus volumineuses sont munies de valvules, et ces valvules sont disposées de telle sorte que leur bord concave regarde en avant, ce qui nous indique nettement que la circulation s'y effectue de l'utérus vers la paroi abdominale.

Les veines du ligament rond n'ont pas toutes la même terminaison ; les unes (veines courtes) se jettent dans l'épigastrique ou dans l'iliaque externe ; les autres (veines longues) s'engagent dans le canal inguinal, le parcourent dans toute son étendue et, se mêlant aux veines de la paroi abdominale et des grandes lèvres, viennent s'ouvrir avec elles dans la fémorale.

Assez petites chez l'enfant et aussi chez l'adulte dans les conditions ordinaires, les veines du ligament rond se développent graduellement au cours de la grossesse et deviennent ainsi pour le dégorgement des réseaux utérins une voie suppléante qui peut, dans certains cas où les voies ordinaires sont plus ou moins obstruées, acquérir une importance considérable.

Les lymphatiques du ligament rond aboutissent soit aux ganglions iliaques, soit aux ganglions de l'aine.

Les nerfs proviennent du rameau génital de la branche génito-crurale.

CHAPITRE III

OBSERVATIONS

Observation I

(Due à l'obligeance de M. le professeur Riche)

Tumeur variqueuse extra-inguinale du ligament rond simulant une hernie étranglée de l'ovaire

Mme A... 30 ans, est une femme de bonne santé habituelle. Elle a eu une grossesse à terme il y a quelques années, parfaitement normale. Depuis deux à trois ans elle avait remarqué, dans la région inguinale droite, une petite « grosseur » pour laquelle elle était allée à une consultation de la Croix-Rouge, où on lui avait ordonné un bandage. Etat stationnaire depuis. Tout récemment, elle venait de se faire changer son appareil lorsque, sept à huit jours après, elle fut prise de douleurs dans la région malade. La tumeur avait légèrement grossi et était devenue douloureuse, au point d'interdire le port du bandage. Le 10 mai au soir, elle fait appeler son médecin traitant, le docteur Galavielle, qui constate, au niveau de l'orifice externe du trajet inguinal, l'existence d'une petite tumeur du volume d'un œuf de pigeon, dure, irréductible, douloureuse à la pression.

La malade éprouvait un état de malaise constant et avait présenté deux ou trois vomissements bilieux.

Je la vois le 11 mai à sept heures du soir. Depuis le matin, les douleurs dans l'aine droite sont encore plus vives, avec irradiation dans le bas-ventre et le flanc droit. Une selle normale dans la matinée ; quelques vomissements bilieux. Les règles, qui venaient de cesser, ont repris depuis la veille. Le facies est bon, le ventre légèrement ballonné, mais souple partout et non douloureux ; le pouls bat à 90, régulier et bien frappé, la température est normale.

A l'orifice inguinal externe, du côté droit on trouve une tumeur du volume d'une petite amande, dure, mobile, douloureuse à la pression, avec un pédicule de la grosseur d'un crayon, qui s'enfonce dans le trajet inguinal. La tumeur est irréductible, mais se mobilise quelque peu dans tous les sens, et les téguments glissent facilement à sa surface.

Le toucher vaginal ne révèle rien d'anormal. Etant donné les caractères de la tumeur on pense à une hernie inguinale étranglée de l'ovaire droit.

L'état général étant peu inquiétant, l'intervention chirurgicale, décidée et acceptée, est remise au lendemain.

Opération le 12 mai à 8 heures du matin.

Anesthésie rachidienne à la syncaïne à 8 pour 100, 8 centigrammes, anesthésie parfaite et sans aucun incident.

Dès l'incision des parties molles, on arrive, au niveau de l'orifice inguinal externe, sur une petite tumeur qui, une fois disséquée, n'a plus guère que le volume d'une bille d'enfant ; sa coloration est brun foncé, elle se continue dans le trajet inguinal, tout contre la partie terminale du ligament rond, par un pédicule vasculaire, véritable paquet veineux d'aspect variqueux, qui est réséqué après ligature à la partie moyenne du trajet.

Reconstitution du trajet inguinal, suture totale sans drainage, guérison sans incident.

Examen microscopique. — La tumeur enlevée a tout à fait l'aspect d'une dilatation veineuse ampullaire thrombosée ; elle renferme un caillot cruorique.

L'examen histologique a été fait par M. le professeur Grynfeltt ; il confirme que la poche est constituée par une paroi veineuse présentant des lésions profondes de thrombo-phlébite.

Observation II

(Cruveilhier. — *Bulletin de la Société anatomique de Paris*, année 1827, p. 199)

Varices des veines du ligament rond, simulant une hernie inguinale (Deux hernies inguinales, simulant deux hernies graisseuses ou épiploïques, formées par les veines variqueuses du ligament rond. Kyste micacé dans l'épaisseur de l'une de ces tumeurs)

Sur une femme de soixante ans environ, destinée à mon cours d'anatomie, je vis à chacun des deux anneaux inguinaux une tumeur oblongue, que je pris pour deux hernies. Je les jugeais graisseuses et épiploïques, à cause de leur consistance et de leur disposition noueuse. Je simulai l'opération de la hernie d'abord à gauche, où était la tumeur la plus volumineuse. La peau incisée suivant le grand diamètre de cette tumeur, je vis la veine tégumenteuse abdominale très volumineuse, remplie de sang coagulé et longeant le côté externe de l'anneau. (Toutes les veines sous-cutanées des extrémités inférieures étaient variqueuses et ces extrémitées infiltrées.) Sous la peau était le fascia superficiel. Deux ou trois veines flexueuses traversaient horizontalement la tumeur ; c'étaient les veines honteuses externes dilatées. Une autre veine très flexueuse était située le long de l'angle supérieur de l'anneau. Ces veines, divisées ainsi que les artères concomitantes, j'entame en dédolant la surface qui se présente ; mais, au lieu de rencontrer plusieurs lames superposées, je trouve un tissu mou, grisâtre, ayant l'aspect de la tunique musculeuse de la vessie hypertrophiée, mieux de l'utérus au troisième ou quatrième mois de la gestation. Je pensai à une hernie de la vessie ; je continue de diviser en dédolant, mais je rencontre toujours ce même tissu charnu, que je ne puis séparer en lames ; à une ligne de profondeur j'ouvre un vaisseau volumineux : c'était une veine à parois épaissies. Si j'avais eu affaire à une hernie crurale, j'aurais cru que cette veine, qui avait le volume d'une grosse plume à écrire, était la saphène dilatée.

Aux dépens de quelle partie était formée cette singulière tumeur ? Ne pouvant le déterminer à priori, j'ouvre l'abdomen, j'introduis le doigt dans l'anneau ; il existait un petit sac herniaire vide, placé derrière la tumeur. Je divise la totalité de cette tumeur, et je trouve qu'elle est uniquement formée par le tissu d'apparence musculeuse dont je viens de parler, par des paquets fibreux que traversent plusieurs veines flexueuses, indépendamment de la grosse veine dont j'ai déjà parlé. Ne pouvant rattacher ce fait à aucun de ceux que je connaissais, je me hâtai d'ouvrir le canal inguinal, et je vis la grosse veine suivre la direction du ligament rond, dans l'épaisseur duquel elle était placée, et se continuer avec les veines très volumineuses du ligament large correspondant. Alors tout fut expliqué. Ces vaisseaux, que j'avais rencontrés dans l'épaisseur de la tumeur, étaient les vaisseaux variqueux du ligament rond. Pourquoi ces vaisseaux ne deviendraient-ils pas variqueux comme ceux qui accompagnent le canal déférent ? La substance musculeuse que j'avais comparée soit à la membrane musculeuse de la vessie, soit à la substance de l'utérus chargé du produit de conception, était la substance musculaire hypertrophiée du ligament rond, qui n'est évidemment qu'un prolongement de l'utérus, comme cette pièce le démontre d'ailleurs d'une manière manifeste. Les paquets fibreux qui environnaient les veines n'étaient rien autre chose que des paquets adipeux qui avaient subi la transformation fibreuse, ainsi que cela s'observe très communément. Je regardai d'ailleurs la dilatation variqueuse des veines des ligaments ronds comme provenant de la même cause que celle des veines sous-cutanées des extrémités inférieures.

Cette cause était probablement le néoplasme des parois adossées du vagin et de la vessie que je pus découvrir. Un petit kyste, de la grosseur d'une aveline, à parois fibreuses, rempli de paillettes aussi brillantes que le mica, était contenu dans l'épaisseur de la tumeur.

La tumeur droite, un peu moins volumineuse, présentait absolument les mêmes caractères, sauf le kyste.

Supposons que la malade eût éprouvé des accidents d'étranglement, par l'effet d'une péritonite partielle ou généralisée, d'une entérite, on n'aurait pas manqué d'opérer, vu l'irréductibilité des tumeurs. Qu'on juge de l'embarras de l'opérateur. J'avoue qu'il m'aurait été impossible de déterminer, avant l'ouverture de l'abdomen et la dissection attentive des parties, le véritable caractère de la maladie. Les varices sous-cutanées, et surtout la coïncidence d'une affection des voies génito-urinaires, pourraient peut-être mettre sur la voie. J'ignore si des faits analogues ont été observés ou décrits.

Observation III

(Bruchi. — *Gazetta degli ospedali e delle cliniche*, anno XXXII, n° 15, 2 février 1911. — Résumée)

Varices du ligament rond simulant une hernie inguinale, s'observant pendant la grossesse, ne nécessitant pas un traitement chirurgical

Tramonti Domenica, âgée de 25 ans.

Antécédents héréditaires. — Parents en vie, jouissant d'une santé parfaite.

Antécédents personnels. — Pas de maladie dans son jeune âge ; réglée à 13 ans : règles très régulières, assez abondantes, pas douloureuses. Entre à l'hôpital le 26 janvier 1911, au cinquième mois de sa grossesse, pour être opérée d'une tumeur douloureuse siégeant dans la région inguinale droite.

Examen. — De constitution normale ; paroi abdominale (muscles et pannicule adipeux) moyennement développée; coloration brune des ligaments, muqueuses bien colorées.

Hauteur utérine : Le fonds de l'utérus est à un travers de doigt au-dessus de l'ombilic.

Appareil respiratoire : Rien à signaler.

Appareil digestif : Rien à signaler.

Appareil circulatoire : Rien à signaler. Aucune trace de varices aux membres inférieurs, pas de varices vaginales, pas d'œdème des grandes lèvres, pas d'œdème sus-pubien. Examen d'urines : Rien à signaler (pas de sucre, pas d'albumine).

La malade étant dans le décubitus dorsal, on constate, à la toux, l'apparition d'une tuméfaction au niveau des deux régions inguinales. A gauche, cette tuméfaction s'arrête à peu près à un travers de doigt au-dessous du pubis ; à droite, la tuméfaction rejoint le mont de Vénus, parcourant de haut en bas tout le trajet inguinal.

A la station debout et à la marche, ces tuméfactions se reproduisent facilement et sous le moindre effort. Il faut toutefois signaler une douleur parcourant, à droite, le canal inguinal et s'irradiant vers la région lombaire.

A la pression, ou spontanément quand cesse l'impulsion qui leur a donné naissance, ces tumeurs disparaissent insensiblement et sans gargouillement.

Mates à la percussion, elles présentent à la palpation une consistance qui n'est pas celle des épiplocèles ; cependant je croyais avoir affaire à une hernie épiploïque et je me décidai à intervenir du côté droit seulement comme le désirait la malade.

Après anesthésie sous chloroforme, et sous le couvert de la plus rigoureuse asepsie, j'ouvris le canal inguinal et j'examinai le ligament rond. Celui-ci était recouvert de veines tortueuses et dilatées, qui l'accompagnaient jusqu'au-dessous du pubis.

Je soulevai le ligament rond, et je fis une minutieuse inspection afin de découvrir le sac herniaire, dont je ne trouvai pas trace, même à proximité de l'anneau inguinal interne.

Pendant l'intervention, j'ai pu constater que, sous les efforts de vomissement de la malade, les veines se gonflaient subitement, donnant ainsi naissance à une tuméfaction qui disparaissait lentement à mesure que les veines se vidaient de leur contenu.

Je reproduisis facilement la tumeur en serrant entre mes doigts le ligament rond.

Je me trouvais donc en présence, non d'une hernie inguinale, comme je l'avais cru par erreur, mais de varices du ligament rond qui la simulaient. Ces varices dépendaient certainement de l'état de gestation et n'étaient pas justifiables d'un traitement radical.

Je me bornai à resserrer le canal inguinal en tendant la paroi antérieure et en raccourcissant l'aponévrose du grand oblique.

La cicatrisation survint par première intention et les douleurs disparurent. La malade conduisit heureusement sa grossesse à terme. Je la revis peu de jours après, elle était en excellente santé et ne présentait plus de traces de varices ni dans le trajet inguinal droit, ni dans le gauche, elles avaient disparu après l'accouchement.

OBSERVATION IV

(Molco. — *Bulletin et Travaux de la Société des sciences médicales de Tunis*, mars 1912, p. 50. — Résumée).

Varicocèle des veines du ligament rond pendant la grossesse simulant une hernie

E. L..., 22 ans, entre dans mon service de chirurgie à l'hôpital italien, le 2 janvier 1912. Elle m'est adressée par son médecin pour se faire opérer d'une hernie inguinale gauche, développée pendant le 6me mois de sa première grossesse.

Rien d'intéressant à noter dans les antécédents personnels de la malade : née à terme, nourrie au sein maternel pendant 15 mois.

Première marche à 14 mois ; rougeole à 3 ans, et à 7 ans elle eut un ganglion suppuré au cou. Réglée normalement à 12 ans.

La malade se maria à l'âge de 21 ans 1/2. Dernières règles le 10 juillet 1911.

A la fin de décembre dernier, la malade s'aperçut qu'à la région inguinale existait une petite tumeur indolore. Elle fit appeler tout de suite un médecin qui, en rassurant la femme, fit le diagnostic de hernie inguinale, et conseilla à la malade, puisqu'on était encore à temps, d'aller se faire opérer à l'hôpital, pour empêcher la hernie de se développer davantage pendant le prochain travail. Le 2 janvier, la femme entra dans mon service.

A l'examen général, la malade ne présente rien d'anormal : taille moyenne, squelette normal, belle dentition.

A la palpation on diagnostique une grossesse au 6me mois : tête du fœtus en bas. En faisant tousser la malade, on voit de suite se gonfler et bomber le canal inguinal gauche, et une petite tumeur ronde apparaître à l'orifice inguinal externe. Cette tumeur avait une consistance pâteuse, à contenu rappelant l'épiploon ; à la percussion pas de tympanisme. En appuyant la main sur la tumeur et sur la région inguinale, tumeur et gonflement disparaissent sans donner lieu à aucun gargouillement. En faisant mettre debout la malade, tout de suite le gonflement et la petite tumeur réapparaissent, pour disparaître à nouveau par la pression, ou peu après spontanément, dès que la femme est couchée. A noter, seulement que le gonflement à la région inguinale et la tumeur à l'orifice externe sont moins marqués lorsque la femme tousse ou fait un effort, étant en position horizontale, que lorsqu'ils apparaissent spontanément dans la position debout.

Les grandes lèvres ne sont point gonflées et ne présentent aucune veine variqueuse : pas de varices aux membres inférieurs.

Au premier coup de bistouri, arrivant tout de suite sur l'orifice externe du canal inguinal, je m'aperçus de mon erreur de diagnostic. Je me trouvai en présence d'un varicocèle des veines du ligament rond, varicocèle dû seulement au gonflement des veines du ligament, gonflement qui cessait justement à la sortie du ligament du canal inguinal. Je réséquai les veines et fermai la plaie. La femme, guérie, sortit quelques jours après de l'hôpital.

Observation V

(Morpain. — Résumée)

Varicocèle du ligament rond et de la grande lèvre droite. — Onctions mercurielles. — Compression. — Guérison.

Elisa M... entre au Dispensaire, au commencement de mai 1847, pour y être traitée d'une hémorragie produite par la rupture d'une varice. Cette femme était enceinte de son deuxième enfant. On note une dilatation variqueuse considérable des veines de toute la partie sous-ombilicale du corps. Accouchement normal.

Elle est revue plusieurs semaines après ; on constate la présence de nodosités variqueuses ; la grande lèvre droite est tuméfiée. Grâce au toucher on peut suivre les dilatations variqueuses des veines du ligament rond, qui de l'anneau inguinal descendaient dans l'épaisseur de la grande lèvre, pour s'anastomoser avec des dilatations plus nombreuses et plus considérables fournies à la partie inférieure par les honteuses externes.

Onctions mercurielles.

Compression à l'aide d'un bandage en T. Guérison.

CHAPITRE IV

ÉTUDE CLINIQUE

C'est surtout au cours de la grossesse que nous aurons l'occasion d'observer ces tumeurs variqueuses (Obs. III, IV et V); elles coïncideront le plus souvent avec la dilatation des veines de toute la partie sous-ombilicale du corps. Cependant Bruchi (Obs. III) et Molco (Obs. IV) font remarquer, chez leurs malades aux cinquième et sixième mois de la grossesse, l'absence des varices des membres inférieurs, de la vulve, des grandes lèvres, alors que, seules, les veines du ligament rond sont dilatées. La malade de M. le professeur Riche n'était pas enceinte et la dilatation variqueuse n'intéressait également que les veines du ligament rond.

Après l'accouchement, les varices diminuent graduellement, disparaissent parfois complètement. Morpain a observé lui aussi, après l'accouchement, la disparition des varices du membre inférieur, mais il a noté, chez une de ses malades, non seulement la persistance mais encore l'augmentation des varices du ligament rond et de la grande lèvre.

Symptômes fonctionnels. — C'est par hasard que la malade remarque la présence d'une tuméfaction dans la région inguinale ; c'est souvent même le médecin qui s'en aperçoit à l'occasion d'un examen gynécologique ou d'un accouchement. Suivant que la tuméfaction sera plus ou moins développée, elle sera indolore ou au contraire très douloureuse. C'est à la compression des filets nerveux par les veines dilatées que l'on doit ces phénomènes douloureux. D'autres fois la douleur ne reste pas localisée, mais s'irradie, soit du côté de la face antérieure de la cuisse, le côté interne du genou, s'étendant quelquefois jusque dans la jambe, soit du côté du bassin et de la région lombaire (Obs. I et III).

La douleur est parfois intermittente, parfois continue, subissant des exacerbations sous l'influence de la marche, de la fatigue, de la station verticale.

Parfois au symptôme douleur vient s'ajouter le symptôme vomissement (Obs. I), ce qui peut induire le médecin en erreur ; on pourra penser à un étranglement herniaire, à une hernie de l'ovaire, surtout si notre attention a été attirée par la présence d'une tuméfaction douloureuse dans la région inguinale.

Symptômes physiques. — La symptomatologie de ces tumeurs variqueuses sera différente suivant que nous aurons affaire à des dilatations variqueuses, à des varices simples, ou à des dilatations variqueuses enflammées, thrombosées.

Un examen attentif nous permettra de déceler les différents caractères de ces tumeurs.

I. Dilatations variqueuses non enflammées.

A) Inspection. — A l'inspection nous pourrons nous rendre compte :

1° *De leur siège.* — Nous constatons en effet la présence dans la région inguinale d'une tuméfaction ; on voit les téguments de la région inguino-crurale soulevés par une masse plus ou moins volumineuse dont le grand axe suit la direction du canal inguinal. Cette tuméfaction peut intéresser en même temps la grande lèvre du même côté (Obs. V).

2° *De leur volume.* — Leur volume est variable ; il peut varier de la grosseur d'une noisette à celle d'un petit œuf de poule. Nous signalerons en passant que la tumeur observée par Morpain présentait au niveau de la grande lèvre un volume considérable :

12 cm. de diamètre longitudinal.
3 cm. — transversal.

3° *De leur forme.* — Leur forme est également variable ; on peut se trouver en présence d'une tumeur oblongue (Obs. I et II) ou d'une tumeur cylindrique et tortueuse (Morpain).

B) Percussion. — Les tumeurs variqueuses sont mates à la percussion, caractère important qui nous permettra de les distinguer immédiatement des tumeurs sonores (hernies intestinales).

C) Palpation. — La palpation peut être plus ou moins douloureuse ; elle nous donnera des renseignements très utiles. C'est ainsi que, dans l'observation V, Morpain put suivre, grâce à la palpation, les dilatations variqueuses des veines du ligament rond, qui de l'anneau inguinal interne descendaient dans l'épaisseur de la grande lèvre pour s'anastomoser avec des dilatations plus nombreuses et plus considérables fournies à la partie inférieure par les honteuses externes.

La palpation nous permettra encore de vérifier les différents caractères de ces tumeurs variqueuses, savoir :

1° *Leur consistance.* — Elles ont une consistance particulière due aux veines dilatées qui la composent, elles sont de consistance mollasse, toutefois elles ne donnent pas la sensation de crépitation que l'on trouve dans l'épiplocèle.

2° *Leur mobilité.* — Nous pouvons apprécier le degré de mobilité de ces tumeurs. Les couches superficielles gardent au-dessus de la tumeur leur mobilité normale ; la tumeur est le plus souvent mobile, mais cette mobilité n'est jamais très étendue ; en outre, elle est plus prononcée dans une direction parallèle à l'arcade crurale que dans le sens antéro-postérieur, à cause de la présence du sac dartoïque dans lequel tend à se développer la tumeur variqueuse.

3° *Leur dépressibilité.* — A la pression, elles s'affaissent, se vident insensiblement de leur contenu, disparaissent sans résistance, sans donner la sensation d'un obstacle vaincu (Bruchi, obs. III).

A l'examen nous constatons que la tuméfaction apparaît, la malade étant dans le décubitus horizontal, sous l'influence de la toux ou d'un effort quelconque. Une fois produite dans le canal inguinal elle ne se réduit pas comme les hernies, de bas en haut, dans la cavité abdominale, mais disparaît lentement vers le pubis dès que cesse l'impulsion qui lui a donné naissance ; elle se réduit sans gargouillement. Elle se reproduit facilement à la station debout et à la marche. Si après qu'elle a disparu on ferme avec le doigt l'orifice interne du canal inguinal, elle ne se reproduit plus, même après les efforts de toux. Inversement, on la rend plus apparente en comprimant le ligament rond au niveau de l'orifice externe du canal inguinal.

II. **Dilatations variqueuses thrombosées.**

Les microbes pathogènes ordinaires pourront pénétrer dans les parois de ces veines ditatées : ils provoqueront une endophlébite, plus ou moins intense suivant la virulence du microbe ; à la phlébite succédera la thrombophlébite. Ces tumeurs variqueuses thrombosées auront une symptomatologie toute particulière. Ces tumeurs auront une consistance ferme, dure sur toute son étendue ; elles ne subiront aucune modification ni à la toux ni sous l'influence de l'effort ; elles seront irréductibles, douloureuses à la palpation, de sorte qu'il sera difficile de faire le diagnostic (Obs. I) d'avec les tumeurs solides de la région qui ont souvent une séméiologie à peu près identique.

CHAPITRE V

DIAGNOSTIC

Nous abordons maintenant une question importante et qui intéresse avant tout le chirurgien, celle du diagnostic. Il devra être fait d'avec les tumeurs de la région inguinale.

Les tumeurs de cette région sont extrêmement nombreuses et variées. On y rencontre non seulement les tumeurs intrinsèques nées et développées aux dépens des éléments anatomiques de la région, mais encore des tumeurs extrinsèques qui sont fournies par des viscères abdominaux déplacés, ou par des productions morbides provenant d'organes plus ou moins éloignés et arrivées dans la région par migrations successives.

Comme précédemment nous diviserons les tumeurs variqueuses du ligament rond en :

1° Tumeurs variqueuses non enflammées ;

2° Tumeurs variqueuses enflammées, thrombosées, ce qui facilitera notre travail.

I. **Tumeurs variqueuses non enflammées** (varices simples du ligament rond).

Nous avons vu plus haut (Symptomatologie) que les dilatations variqueuses des veines du ligament rond donnaient naissance à des tumeurs siégeant dans la région inguinale, se produisant sous l'influence de la toux ou d'un effort quelconque, se réduisant sans gargouillement, mates à la percussion et facilement dépressibles.

Nous basant sur ce caractère qu'ont ces tumeurs d'être réductibles, le diagnostic devra être fait d'avec les tumeurs de la région qui possèdent ce même caractère de réductibilité, savoir :

1° Les hernies : intestinales, épiploïques, de la vessie ;

2° Les abcès par congestion ;

3° Les kystes du canal de Nück communiquant avec la cavité abdominale ;

4° Les tumeurs vasculaires (anévrismes de la fémorale).

1° Hernies. — *Hernies intestinales.* — La hernie intestinale se présente sous la forme d'une tumeur plus ou moins volumineuse, occupant le trajet inguinal, parfois même descendant jusque dans la grande lèvre, arrondie, quelquefois allongée, cylindrique, sans changement de couleur à la peau, molle, dépressible sous la main, sonore à la percussion.

Tantôt elle sera réductible et sa rentrée dans l'abdomen sera accompagnée d'un signe pathognomonique : le gargouillement. D'autres fois elle sera irréductible, mais, dans ce cas encore, si l'on presse la tumeur on sent qu'elle s'affaisse.

On ne confondra donc pas les dilatations variqueuses des veines du ligament rond avec la hernie intestinale, grâce à ces deux signes pathognomoniques de cette affection : sonorité à la percussion, réductibilité avec gargouillement.

Hernies épiploïques. — Les signes de la hernie épiploïque diffèrent des précédents par l'absence de gargouillements et par une consistance pâteuse qui imite la fluctuation. De plus, les hernies épiploïques sont mates à la percussion. Il nous sera par conséquent difficile, dans certains cas, de distinguer ces tumeurs des tumeurs variqueuses du ligament rond. L'erreur a été commise plusieurs fois : Cruveilhier sur un cadavre (Obs. II), Bruchi sur le vivant (Obs. III), ont commis cette erreur. Un examen attentif pourra nous mettre sur la voie du diagnostic. La hernie épiploïque se réduit (tant qu'elle n'a pas contracté d'adhérences avec les organes voisins) comme la hernie intestinale, de bas en haut dans la cavité abdominale. Les tumeurs variqueuses s'affaissent sous la pression, disparaissent lentement vers le pubis à mesure qu'elles se vident de leur contenu et dès que cesse l'impulsion qui leur a donné naissance.

Hernies de la vessie. — La cystocèle, que l'on rencontre très rarement (Aumoine), se présente sous la forme d'une tumeur molle, fluctuante, arrondie, sans changement de couleur à la peau. Le volume est d'autant plus grand et la fluctuation plus nette que la malade a été plus longtemps sans uriner. La tumeur peut être réductible ; et, si elle est irréductible, la pression diminue beaucoup son volume en faisant rentrer l'urine dans la portion intra-abdominale de la vessie. Lorsqu'on diminue ainsi par la pression le volume de la hernie, la malade éprouve un besoin pressant d'uriner et les urines qu'elle rend sont épaisses et troubles. Tous ces signes nous permettront de porter un diagnostic ferme ; ici le doute n'est pas possible.

2° ABCÈS PAR CONGESTION. — L'apparition dans la région inguinale d'une tuméfaction pas ou peu sensible, qui grossit lentement, qui présente, si elle est bilobée, le phénomène de la fluctuation en bascule peut nous mettre sur la voie du diagnostic. On devra explorer avec soin le rachis et le bassin, on rencontrera généralement un point sur lequel la pression réveillera la douleur.

3° KYSTES DU CANAL DE NUCK COMMUNIQUANT AVEC LA CAVITÉ ABDOMINALE. — La tumeur, de grosseur variable, mate à la percussion, à contenu liquide, peut être réduite; parfois même la grosseur disparaît par le simple décubitus dorsal pour reparaître aussitôt que la malade est debout. Comme les hernies intestinales, elle se réduit, de bas en haut, dans la cavité abdominale.

4° ANÉVRISMES DE LA FÉMORALE. — Dans ce dernier cas, la tumeur est pulsatile, douée de mouvements d'expansion et à l'auscultation nous entendrons un souffle systolique avec le thrill caractéristique des tumeurs anévrismales.

Le diagnostic se fera très aisément grâce à ces caractères ; d'ailleurs la compression de l'artère en amont le trancherait en dernier ressort.

De plus, si on se trouve dans l'incertitude et pour dissiper tous les doutes, viendront en aide : l'état de grossesse de la malade et l'existence de varices dans les membres inférieurs.

II. **Tumeurs variqueuses enflammées.**

Dans un deuxième ordre de faits nous avons vu que les tumeurs variqueuses thrombosées présentent une symptomatologie toute différente des dilatations variqueuses non enflammées... Ces tumeurs sont irréductibles, mates à la percussion (voir chapitre IV).

Avec quoi peut-on les confondre ?

Se basant sur le caractère qu'elles ont d'être irréductibles, le chirurgien ne les confondra pas avec toutes les tuméfactions de la région qui se réduisent dans l'abdomen par la pression ou par la position horizontale.

Les caractères de ces tumeurs variqueuses sont, à peu de chose près, identiques à ceux des tumeurs solides de la région inguinale, des tumeurs du ligament rond.

Il sera par conséquent extrêmement difficile de les différencier entre elles. « Le diagnostic des tumeurs » inguinales est fort obscur ; on a commis dans cette » région des erreurs de diagnostic si extraordinaires et » si funestes, ces erreurs ont été commises par des » hommes si haut placés qu'on est forcé d'admettre que » nul n'en est entièrement à l'abri. » (Verneuil.)

Quelles sont donc ces tuméfactions irréductibles ?

Nous pouvons trouver :

1° *L'ovaire hernié.* — La hernie de l'ovaire forme une tumeur parfaitement circonscrite, de forme ovoïde, rénitente, sans changement de couleur à la peau, mate à la percussion, d'un volume qui excède rarement celui d'un œuf de pigeon ; elle se réduira difficilement et toujours sans gargouillement.

Son irréductibilité peut dépendre soit d'une augmentation de volume, soit d'adhérences contractées avec les organes au milieu desquels l'ovaire est venu se placer, soit des phénomènes d'étranglement récents ou anciens dont la tumeur a pu être le siège. L'ovaire hernié est douloureux à la pression. La douleur ne se localise pas à la hernie, mais se propage jusque dans l'utérus et dans les lombes ; elle augmente à chaque époque menstruelle, s'exagère par le décubitus dorsal, par le décubitus sur le côté opposé à la tumeur, par l'éloignement à l'aide du toucher ou du palper abdominal, ou par le rapprochement de son col du côté où siège la tuméfaction (Lassus). Ce mouvement se fera sentir dans la tumeur qu'il tend à entraîner dans la cavité abdominale.

Ces phénomènes douloureux n'ont d'ailleurs aucune valeur pathognomonique. Les phénomènes d'étranglement donneront naissance à des douleurs plus vives, à des vomissements, ce qui peut faire errer notre diagnostic (Obs. I). C'est le toucher vaginal qui fera juger de la présence de l'ovaire incriminé, dans le petit bassin, ou de son absence ; de plus, l'ovaire hernié entraîne le ligament large correspondant, d'où résulte un déplacement de l'utérus du côté intéressé. Tous ces signes pourront nous permettre, dans certains cas, d'arriver au diagnostic.

2° *Une hernie graisseuse.* — Nous pourrons confondre également les tumeurs variqueuses thrombosées du ligament rond avec une hernie graisseuse, un lipome péritonéal émigré dans le canal inguinal ; mais, d'après le professeur Pozzi, ce dernier a des limites plus diffuses, sa consistance molle et souvent son volume diminuent à la pression.

3° *Une épiplocèle irréductible.* — Elle acquiert parfois une résistance fibreuse. Par la malade on apprendra que la tumeur, avant d'être irréductible, rentrait facilement dans l'abdomen. Quant au pédicule de la tumeur, il donne la sensation d'une bride qui, de la base de la tumeur, s'étend dans l'abdomen ; la malade ressentira parfois des tiraillements, surtout si elle se rejette en arrière, ou même après un repas copieux.

4° *Une tumeur ganglionnaire.* — La surface de ces tumeurs ganglionnaires est le plus souvent multilobée ; des sillons plus ou moins profonds séparent les lobes : le déplacement extrêmement facile de la tumeur, ou au contraire son immobilité absolue, pourront faire éviter l'erreur.

5° Le diagnostic doit être également fait d'avec les tumeurs développées aux dépens du ligament rond. Nous étudierons d'abord :

a) Les tumeurs solides banales de la portion extra-abdominale du ligament rond.

Ces tumeurs sont en général des fibromes ou des fibromyomes. Si quelquefois les tumeurs mésodermiques passent inaperçues et constituent des trouvailles d'autopsie (Winckel), elles n'en arrivent pas moins à attirer l'attention tout d'abord par leur volume qui n'est habituellement pas très considérable ; cependant Polaillon a observé un fibromyome du volume d'une tête d'enfant. Lorsqu'elle est petite, la tumeur est indolente; elle provoque des douleurs par la compression qu'elle exerce sur les filets nerveux, lorsqu'elle atteint de grandes dimensions.

Ces tumeurs ont une consistance généralement fibreuse ; elles sont mobiles, non adhérentes aux plans superficiels et profonds. De plus, la notion de la présence du ligament rond nous permettra de poser un diagnostic assez rapproché de la vérité.

b) Les tumeurs kystiques du ligament rond.

A l'examen on constate que les signes d'une collection liquide sont au complet ; il est rare en effet que la tumeur soit assez tendue pour que l'on ne puisse pas provoquer la fluctuation. L'absence de possibilité de refoulement du liquide dans la cavité péritonéale montre que l'on n'a pas affaire à la persistance du canal de Nück.

c) *Les tumeurs wolffiennes.*

Généralement ces tumeurs se développent en dehors de l'orifice inguinal superficiel ; elles pénètrent habituellement dans l'intérieur du canal. Leur dimension varie de celle d'un gros pois à celle d'un œuf de poule ; la forme est ovoïde, irrégulière, de consistance très dure ; elles adhèrent plus ou moins aux plans profonds ; ces tumeurs peuvent, dans certains cas, évoluer vers la malignité. Quoique très rare, le cancer du ligament rond existe, et nous devons y penser toutes les fois que nous nous trouverons en présence d'une tumeur de la région inguinale à marche rapide.

CHAPITRE VI

PRONOSTIC ET TRAITEMENT

Pronostic.— Le pronostic est bénin dans le cas de varices simples ; dans le cas de tumeurs variqueuses thrombosées il doit être plus réservé ; il peut y avoir migration du thrombus, par conséquent complications secondaires graves. Toutefois ces complications n'ont pas encore été observées.

Traitement.— Dans le cas de dilatations variqueuses non enflammées du ligament rond, le traitement sera purement médical : toute thérapeutique ayant pour effet de diminuer la circulation pelvienne est recommandable (injections vaginales chaudes, irrigations rectales chaudes, eaux thermales ; repos au moment des règles, etc...).

Comment devrons-nous nous comporter dans le cas de varices douloureuses ?

Nous souvenant que la grossesse amène une congestion intense du réseau veineux péri-utérin, pour soulager notre malade nous conseillerons le port d'un bandage légèrement compressif et nous prescrirons le repos au lit. Dans grand nombre de cas nous observerons, après l'accouchement, la disparition presque totale de ces dilatations variqueuses ; dans d'autres cas elles pourront persister, s'accroître (Morpain), se thromboser (Obs. I). Dans ce dernier cas, pour éviter toute complication secondaire possible (embolie), nous conseillerons l'intervention. L'extirpation de la tumeur variqueuse thrombosée sera le procédé de choix.

CONCLUSIONS

I. — Les tumeurs variqueuses des veines du ligament sont particulièrement rares.

II. — Ces tumeurs se présentent cliniquement d'une manière différente suivant que les dilatations variqueuses seront enflammées ou non.

III. — Le diagnostic des tumeurs variqueuses non enflammées est à faire d'avec les tumeurs réductibles de la région, savoir :

Les hernies intestinales ;

Les hernies épiploïques ;

Les hernies de la vessie ;

Les abcès par congestion ;

Les kystes du canal de Nück communiquant avec la cavité abdominale ;

Les anévrismes de la fémorale.

Celui des tumeurs variqueuses enflammées doit être fait d'avec les tumeurs irréductibles :

La hernie de l'ovaire ;

La hernie graisseuse ;

L'épiplocèle irréductible ;
Les tumeurs ganglionnaires ;
Les tumeurs solides banales du ligament rond ;
Les tumeurs kystiques du ligament rond ;
Les tumeurs wolffiennes.

Le pronostic est bénin sauf complications.

IV. — Dans le cas de tumeur variqueuse non enflammée on prescrira le repos, toute thérapeutique qui aura pour effet de diminuer la circulation pelvienne (injections vaginales chaudes, injections rectales chaudes, etc).

Dans le cas de tumeur variqueuse enflammée l'extirpation sera le procédé de choix.

BIBLIOGRAPHIE

AUMOINE. — Etude sur quelques tumeurs solides des grandes lèvres (Thèse de Paris, 1876, n° 459).

BARBUT. — Diagnostic différentiel des tumeurs de l'aine (Thèse de Paris, 1885-1886, n° 186).

BEURNIER. — Ligaments ronds de l'utérus (Thèse de Paris, 1896).

BRUCHI. — Varici del legamento rotondo (Gazzetta degli ospedali e delle cliniche, février 1911).

CAMUSET. — Contribution à l'étude du varicocèle tubo-ovarien (Thèse de Lyon, 1909, n° 69).

CHERASSU. — Les tumeurs wolffiennes du ligament rond (Revue de gynécologie et de chirurgie abdominale, 1910, vol. 14, p. 537).

CHIARI. — Uber sutzündung der Weiblischen hydrocele (Wiener medizinische Blätter, 1879, n° 21, p. 22).

COE (H.). — So. called « varicocele » in the female (New-York, W. Wood, 1889).

COSENTINO. — Contributo allo studio delle varici del legamento rotondo nella donna (Morgagni, Milano et Napoli, 1917, liv. 265-272).

COURANT. — Beitrag zur Lehre von den Geschwülsten des runden Mutterbandes.

— Kystoma lymphangiectaticum hæmorrhagicum (Beitrag z. Geburstli und Gynäk. Leipzig, 1902, p. 249).

CRUVEILHIER. — Varices du ligament rond simulant une hernie inguinale (Bulletin de la Société anatomique. Paris, 1827, p. 199).

DARNALL. — Pelvic varicocele (J. Am. med. Ass. Chicago, 1914, p. 391).

— Varicocele in the female (Med. et Surg. St-Louis, 1917, p. 777).

DELBET. — Varices (Annales de la clinique chirurgicale, t. II).

DELBET et HERESCO. — Les tumeurs du ligament rond (Traité de chirurgie, 1896, p. 607).

DENEUX. — Recherches sur la hernie de l'ovaire (Paris, Gabon, 1813).

DESNIER. — Les tumeurs du ligament rond (Thèse de Paris, 1906).

DUDLEY. — Varicocele in the female (New-York Med. Journal, avril 1888).

DUMAS. — Contribution à l'étude des tumeurs wolffiennes de la grande lèvre (Thèse de Montpellier, 1912, n° 87).

DUNCAN (M.). — Bulletin de la Société d'accouchement d'Edimbourg, 1876.

DUPLAY. — Des collections séreuses et hydatiques de l'aine (Paris, 1865).

— Contribution à l'étude des tumeurs extra-abdominales du ligament rond (Archives générales de médecine, 1882).

— Les tumeurs du ligament rond (Traité de chirurgie, p. 409).

DWIGHT. — Varicocele in the female (Boston M. S. J., 1877, p. 185).

FIORAVANTI. — Contributo allo studio della trombo-flebite varicosa (Clin. med. Firenze, 1907, XIII, 297, 393).

FLEMING. — Cas d'hydrocèle chez une femme : hydrocèle enkystée du ligament rond (Gazette médicale, 1855, p. 121).

FOTHERGILL. — Varicocele in the female (Clin. s. London, 1915, p. 111).

GIGLIO. — Atti della Soc. Italiana gyn., 1904.

GIRARD. — Tumeurs extra-péritonéales du ligament rond (Thèse de Paris, 1905, n° 483).

GRAEFE. — Ein Fall von Lipoma Labii majoris (Zeitsch. für Geburtsh. und Gynack., Bd XIV, p. 199).

GUILHAUMON. — Des kystes du canal de Nück (Thèse de Lyon, 1900, n° 52).

GUINARD. — Abcès de la portion extra-abdominale du ligament rond (Bulletin de la Société anatomique de Paris, 1897, p. 942).

GUINARD. — Tumeurs extra-abdominales du ligament rond (Revue de chirurgie, 1898, p. 63).

HAMILTON. — Adéno-angiome du ligament rond simulant une hernie inguinale (Australas med. Gaz. Sydney, 1902, XXI, p. 520).

HOFFMANN. — Varicocele in the female (Ann. J. obst. N.-Y., 1910, p. 66).

IVERSEN. — Haematoma lig. rotundi uteri (Gynaek. og. obst. medd. Kjpenh., 1888, n° 161).

LECÈNE. — Les adénomyomes de la portion inguinale du ligament rond (Annales de gynéc. et d'obst., déc. 1909).

LÉONOFF (Nadejda). — Des tumeurs du ligament rond (Thèse de Montpellier, 1911, n° 4).

LEVENI. — Idrocele del cordone rotondo dell'utero (Rivista clinica di Bologna, 1875).

MAINGAULT. — De varicis in inguina tumoribus (Thèse d'agrégation, Paris, 1830, n° 321).

MICHEL. — Diagnostic des tumeurs inguinales (Thèse de Montpellier, 1878, n° 51).

MOLCO. — Varicocèle des veines du ligament rond pendant la grossesse stimulant une hernie (Bulletin de la Société des sciences médicales de Tunis, mars 1912, p. 50).

MONTERO. — Un quiste del ligamento rotondo derecho simulanso una hernia inguinal (Boletin de Medicina y Cirugia Guayquil, LXIII, n° 97, sept. 1913).

MORESTIN. — Tumeur extra-abdominale du ligament rond (Bulletin et Mémoires de la Société anatomique de Paris, 1914, t. XXIX, p. 721).

MORPAIN. — Etudes anatomiques et pathologiques sur les grandes lèvres (Thèse de Paris, 1852, n° 259).

— Varicocèle de la grande lèvre droite. Onctions mercurielles, compressions, guérison.

— Varicocèle du ligament rond et de la grande lèvre droite. Application de deux ligatures à six semaines d'intervalle. Guérison (Bulletin général de thérapeutique médicale et chirurgicale. Paris, 1854, n° 46, p. 150).

PINKHAM. — Pelvic varicocèle (Am. J. obst. New-York, 1915, p. 244).

POIRIER. — Traité d'anatomie humaine.

POLAILLON. — Fibromyome gros comme la tête d'un enfant de deux ans (Bulletin et Mémoires de la Société de chirurgie, 1891, t. 17, p. 551).

POZZI. — Traité de gynécologie. Les tumeurs extra-abdominales du ligament rond, p. 1051 ; les kystes de la glande de Bartholin, p. 1317.

PUECH. — Guide de thérapeutique obstétricale, 1903.

RAYNAUD. — Contribution à l'étude clinique des tumeurs du ligament rond (Thèse de Montpellier, 1898, n° 40).

RICARD et BOUSQUET. — Tumeurs du ligament rond (Traité de pathologie externe).

RICHE, GALAVIELLE et GRYNFELTT. — Tumeur variqueuse extra-inguinale du ligament rond simulant une hernie étranglée de l'ovaire (Bulletin de la Société des sciences médicales du Languedoc, 15 juillet 1921).

ROLLAND. — Pathogénie du varicocèle (Thèse de Bordeaux, 1913, n° 96).

ROUSSAN. — Observations pouvant servir à l'étude du varicocèle pelvien (Thèse de Paris, 1892).

ROUSTAN. — Les tumeurs du ligament rond (Montpellier médical, 1884, II, n°s 101 et 129).

SACCHI. — Mémoire sur l'hydrocèle chez la femme (Archives de médecine, 1831, t. XXVI, p. 374).

SÆNGER. — Nouvelle contribution à l'étude des tumeurs conjonctives des ligaments de l'utérus et principalement des tumeurs du ligament rond (Archiv. für Gynäkologie, 1883, Bd 22, p. 279).

SCHRAMM. — Ein neuer Fall von Haematoma ligamenti rotundi uteri (Centralblatt für Gynäk. Leipzig, 1896, p. 1139).

SENCERT. — A propos du traitement du varicocèle tubo-ovarien (Rev. mensuelle de gynécol. et d'obst. Paris, 1912, p. 412.

— A propos du traitement du varicocèle tubo-ovarien (Revue médicale de l'Est. Nancy, 1912, p. 177).

SIGMUND. — Haematoma ligamenti rotundi uteri (Centralblatt für Gynäk., 21 mai 1887, p. 328).

SIMON, DUPLAY, RECLUS. — Tumeurs extra-abdominales du ligament rond (Traité de chirurgie, t. VIII).

Testut. — Traité d'anatomie humaine (Ligaments ronds de l'utérus).

Vasseur. — Des kystes du canal de Nück (Thèse de Lille, 1895, n° 76).

Verneuil. — Dict. encyclopédique des sciences médicales (art. Aine).

Viannay. — Tumeur du ligament rond ayant donné les symptômes d'une hernie inguinale (Société des sciences médicales de Saint-Etienne, juin 1913).

Zuckerkandl. — Persistance du canal de Nück (Arch. f. Gynäk., 1885, t. XXV, p. 103)

Wasmer. — Zur Pathologie des Ligamentum Rotundum uteri und des processus vaginalis peritonei (Archiv. für Gynäk, 1902, t. LXVII, p. 1).

En ma qualité de Censeur de tour, j'ai lu la Thèse ayant pour titre :

Contribution à l'étude clinique des tumeurs variqueuses du ligament rond,

par Edmond Jaupart.

Je pense que la Faculté peut en permettre l'impression.

Montpellier, le 19 juillet 1921.

Le Professeur,
FORGUE.

Vu :

Montpellier, le 20 juillet 1921.

Le Doyen,
E. DERRIEN.

Vu et permis d'imprimer :

Montpellier, le 20 juillet 1921.

Le Recteur,
Jules COULET.

SERMENT

En présence des Maîtres de cette École, de mes chers condisciples et devant l'effigie d'Hippocrate, je promets et je jure, au nom de l'Être suprême, d'être fidèle aux lois de l'honneur et de la probité dans l'exercice de la Médecine. Je donnerai mes soins gratuits à l'indigent, et n'exigerai jamais un salaire au-dessus de mon travail. Admis dans l'intérieur des maisons, mes yeux ne verront pas ce qui s'y passe; ma langue taira les secrets qui me seront confiés, et mon état ne servira pas à corrompre les mœurs ni à favoriser le crime. Respectueux et reconnaissant envers mes Maîtres, je rendrai à leurs enfants l'instruction que j'ai reçue de leurs pères.

Que les hommes m'accordent leur estime si je suis fidèle à mes promesses! Que je sois couvert d'opprobre et méprisé de mes confrères si j'y manque!

www.ingramcontent.com/pod-product-compliance
Ingram Content Group UK Ltd.
Pitfield, Milton Keynes, MK11 3LW, UK
UKHW021530260726
13993UKWH00004B/1901